COMMENT ON DÉFEND SES INTESTINS

La lutte contre les maux de ventre et l'appendicite

PAR

Le Dr Henry LABONNE

Licencié ès-sciences
Officier de l'instruction publique

Illustré de deux planches dans le texte

Prix 1 franc

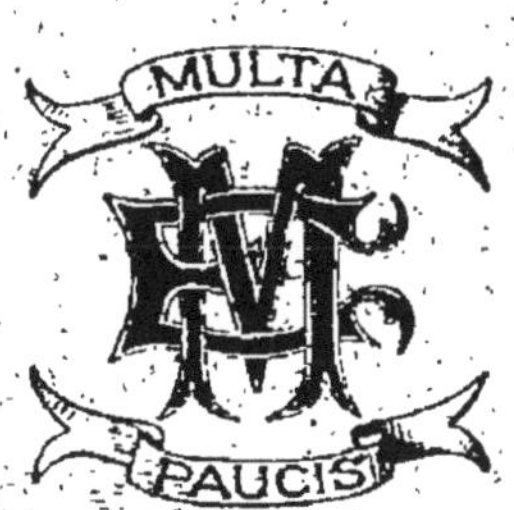

PARIS
ÉDITION MÉDICALE
29, RUE DE SEINE, 29

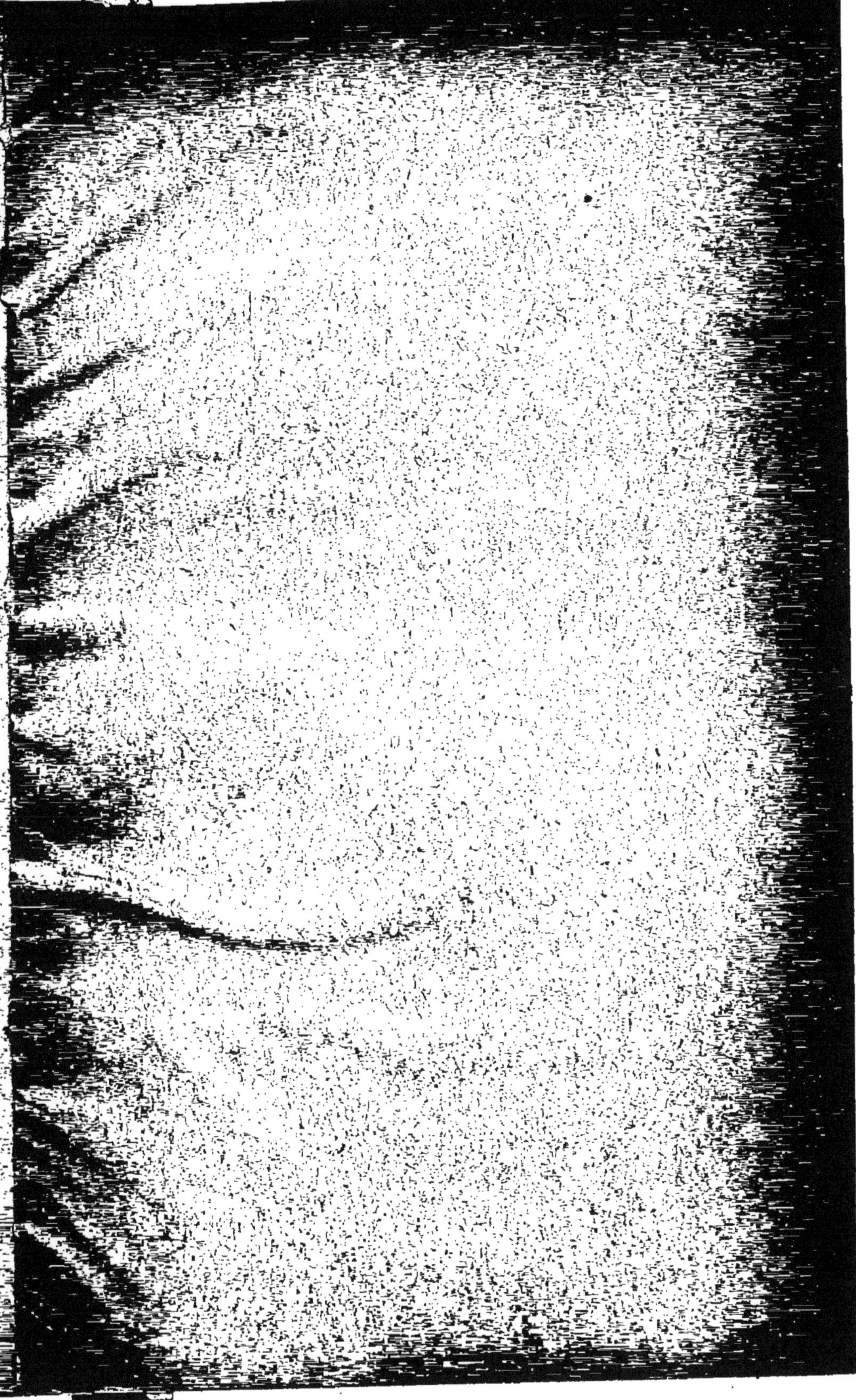

COMMENT ON DÉFEND

SES INTESTINS

LA LUTTE

Contre les maux de ventre et l'appendicite

OUVRAGES DU MÊME AUTEUR

Des suites des Fractures de la Rotule et de leur thérapeuthique. In-8 de 100 pages (*épuisé*).

La Crémation, extrait des *Scienees biologique à la fin du XIX*e *siècle.*

L'Islande et l'Archipel des Fœrœrs (3e édition), 52 figures. In-18 de 400 pages (*Paris Hachette*)........................ 4 fr.

Coup d'œil sur les idées dominantes en zoologie à travers les âges 3 livraisons des *Sciences biologiques*................ 3 fr. 75

Précis d'urologie clinique (en collaboration avec L. Lematte (in-8° de 150 pages.................................... 3 fr. 50

Comment on se défend des maladies nerveuses. La Lutte contre les Névroses et la Neurasthénie, in-8° avec figures...... 1 fr.

Comment on défend sa bouche. La Lutte pour la conservation des dents, in-8° avec figures.......................... 1 fr.

Comment on défend ses poumons. In-8 de 40 pages avec figures .... 1 fr.

Comment on se défend oontro les maladies du cœur avec figures dans le texte.. 1 fr.

Comment on se défend du Rhumatisme. La lutte contre les douleurs et l'arthritisme, in-8 avec huit figures dans le texte. 1 fr.

Comment on se défend contre lès maladies du Rein. La lutte contre le sucre et contre l'albuminé, avec figures dans le texte 1 fr.

Comment on se défend contre les maladies du Foie. La lutte contre l'ictère, la colique hépatique et lescirrhoses, avec figures 1 fr.

Comment on se défend contre les maladies du sang. La Lutte contre la chlorose et les anémie.......................... 1 fr.

Formulaire pratique des Parfuns et des Fards, in-16 avec figures .... 4 fr.

cartonné (fer spécial)................................ 4 fr. 50

Comment on se défend de la douleur. la lutte virtorieuse contre la souffrance dans la plupart des maux............... 1 fr.

Comment on défend ses cheveux. la lutte contre la calvitie et la canitie.. 1 fr.

COMMENT ON DÉFEND SES INTESTINS

La lutte contre les maux de ventre et l'appendicite

PAR

Le Dr Henry LABONNE
Licencié ès-sciences
Officier de l'instruction publique

Illustré de deux planches dans le texte

Prix 1 franc

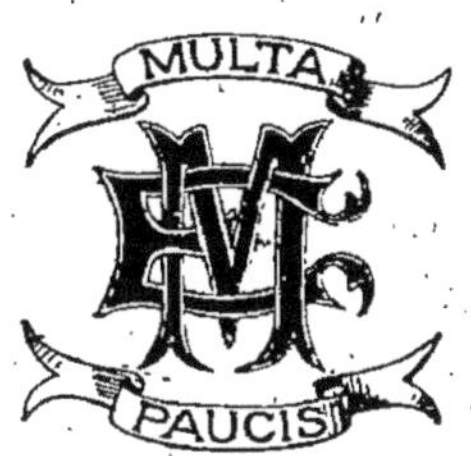

PARIS
ÉDITION MÉDICALE
29, RUE DE SEINE, 29

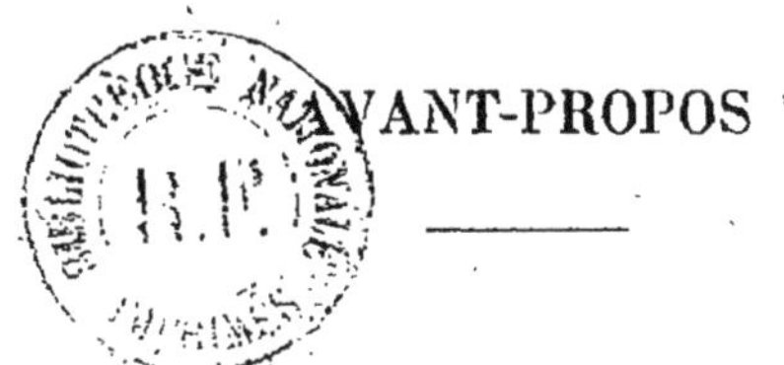

AVANT-PROPOS [1]

C'est avec intention que j'intitule ce nouveau volume : Comment on défend ses *Intestins* au pluriel, car nous en avons deux : le grêle et le gros, mais le premier nous est bien plus indispensable que le second, car si l'on en croit Metchnikoff beaucoup de malades opérés pour diverses affections ont vécu très vieux après l'ablation de la dernière partie du tube intestinal.

La zoologie nous permet même de prévoir que dans quelque mille ans, par suite d'une évolution naturelle, le gros intestin pourra s'atrophier et disparaître. Ses microbes sont les plus nocifs d'abord, ensuite il est porteur de l'appendice, fâcheux organe qui ne sert guère qu'à loger des noyaux de cerises, des os de gibier et qu'à enrichir le chirurgien. — Les oiseaux qui vivent très vieux (perroquets, corbeaux, plus de soixante-dix ans) n'ont pas de gros intestin ; le cheval au contraire, qui en a un très développé, ne vit que vingt ans environ. Certains grands oiseaux : autruche, casoar, meurent jeunes : eh bien, ils ont précisément par exception, un gros intestin.

Cette première et importante donnée étant bien mise ainsi en relief, nous allons maintenant procéder comme pour nos autres opuscules, c'est-à-dire esquisser d'abord les caractères anatomiques et physiologiques, puis décrire les principales maladies de l'intestin :

Entérites, dysenterie, typhlite et pérityphlite, tuberculose, occlusion, cancer, vers, entérorrhagie, coliques, étranglement herniaire, etc.

COMMENT ON DÉFEND
SES INTESTINS
La lutte contre les maux de ventre

CHAPITRE PREMIER

Intestin grèle

L'intestin est un tube formé de deux parties dont la première intermédiaire à l'estomac et au gros intestin, se nomme *intestin grêle*, on le désigne encore sous les noms d'*intestin moyen, intestin stomacal, intestin chylifique*, sa longueur, chez l'homme, est de huit mètres environ, son diamètre moyen de trois à quatre centimètres. Il diminue de haut en bas pour ne plus présenter qu'une largeur de deux centimètres.

Il comprend trois régions : le *duodénum* (de duodeni, douze, parce que sa longueur est d'environ douze travers de doigt), le *jejunum* (ainsi appelé parce qu'on le voit presque toujours à *jeun*, c'est-à-dire vide aux autopsies) et l'iléon (de ειλειν décrire des circonvolutions.)

Le duodénum commence donc au pylore de l'estomac, puis se dirigeant d'abord en arrière et à droite vers le col de la vésicule biliaire, descend presque à pic.

A l'intérieur, il offre à considérer les *valvules conniventes* dont la mission est de retarder le cours des aliments pour leur donner le loisir de s'humecter de bile et de suc pancréatique. Il présente aussi l'ouverture des conduits cholédoques et pancréatiques et reçoit le liquide des glandes de Brunner, enfin sa muqueuse est tapissée de villosités larges, foliacées et aplaties.

Le jejunum, de couleur rosée, est au contraire traversé assez rapidement par les substances alimentaires.

L'iléon, de teint verdâtre, forme le substratum du paquet intestinal, au niveau des os du bassin (le lecteur pourra étudier sur un lapin) et communique avec le gros intestin par une espèce de boutonnière constituée par la valvule iléo-cœcale, que l'on appelle encore valvule de *Bauhin* et plus vulgairement barrière des apothicaires. Mais dans cette région comme dans les autres domaines du savoir humain, le progrès vient de laisser sa marque, on franchit aisément avec des seringues construites *ad hoc*, les deux replis membraneux limitant l'orifice que nous venons de décrire, et qui permet à l'intestin grêle de communiquer avec le gros intestin.

Structure de l'intestin grêle. — De dehors en dedans, c'est-à-dire de dehors vers l'âme du canon (comme nous disions dans l'artillerie) on trouve quatre tuniques superposées : séreuse, musculeuse, celluleuse, muqueuse.

La couche séreuse est formée par le *péritoine.*

Qu'est-ce donc que le péritoine, dont chacun parle souvent à propos de péritonite, sans bien se rendre compte exactement de sa structure? Le péritoine est la plus grande séreuse du corps humain, recouvrant tous les points de la paroi abdominable et tous les viscères qui sont contenus dans le ventre. Cette séreuse est partout continue à elle-même, c'est-à-dire que ses deux feuillets se touchent dans l'état de santé limitant une virtuelle cavité qui ne devient réelle qu'autant que l'hydropisie l'a remplie de liquide.

Chez la femme, cependant, un petit orifice la met en communication avec la muqueuse de Fallope. Presque insensible chez le chien, car souvent à la chasse, un piqueur se contente de rentrer et de recoudre l'intestin dans le ventre ouvert par un sanglier, par exemple, le péritoine est, au contraire, chez l'homme, une sensitive que l'on ne peut toucher qu'avec les précautions d'asepsie les plus minutieuses. Les moyens de communication et de glissement entre ces deux feuillets sont formés normalement par de nombreux replis séreux.

Couche musculeuse. — Les fibres musculaires de l'intestin sont des fibres lisses, c'est-à-dire des fibres lentes à se contracter, mais en revanche lentes aussi à redevenir inertes, ce qui explique la durée des coliques, même après la disparition de la cause qui les a produites.

Couche celluleuse. — Uniquement formée de tissu conjonctif, elle se laisse facilement distendre et infiltrer par la macération dans l'eau, c'est ainsi que vous pourrez la voir à l'œil nu et constater le prolongement qu'elle émet au centre des valvules conniventes; sur cette couche repose également l'extensibilité des glandes en tube de la muqueuse.

Couche muqueuse. — La plus importante au point de vue qui nous occupe, celui des maladies du ventre, car comme c'est à sa surface que se fait presque uniquement l'absorption intestinale, si elle vient à être lésée, le malade change souvent du tout au tout, qui ne l'a constaté? dans les vingt-quatre heures. Nous devons donc nous attendre à la voir réunir les meilleures conditions possibles pour favoriser cette absorption.

Aussi trouvons-nous des organes comparables aux racines des plantes phanérogames, j'ai nommé les *villosités*, qui occupent tous les points de la muqueuse, aussi bien la surface des valvules conniventes que leurs intervalles ; Sappey en a compté cent par centimètre carré. Leur longueur varie de 200 millièmes de millimètre à un quart de millimètre dans le duodénum, mais d'un demi à un millimètre dans le reste de l'intestin. Vue en *coupe* (facile à faire et à un faible grossissement) une villosité intestinale se montre tapissée d'un épithélium simple cylindrique avec quelques cellules à mucus. Dans le derme conjonctif sous-jacent (retenez bien cette disposition anatomique pour comprendre la physiologie si importante de l'intestin) se trouve le réseau capillaire qui relie l'artériole (rameau d'une artère mésentérique) afférente à la veinule (rameau de la *veine porte*) afférente ; dans l'axe même de la villosité est le vaisseau chylifère, pas du tout terminé en cul-de-sac comme on le croirait de prime abord, mais communiquant avec la gaine lymphatique formée par les espaces inoccupés du derme conjonctif.

Le passage de l'eau et des substances en dissolution se fait par imbibition directe dans les capillaires et dans le chylifère. Le glucose, les peptones, les sels du *chyme* absorbés surtout par les veinules sont entraînés par le sang de la veine porte dans le *Foie* (Lire comment on se défend contre les maladies du Foie) où le glucose (sucre) est en partie économisé sous forme de glycogène.

Le sang nourricier est porté vers la veine cave inférieure par les veines sus-hépatiques et de là au cœur droit (oreillette droite).

Le contenu lactescent, graineux des chylifères, est dirigé par le réseau chylifère dans le *canal thoracique*, réservoir principal de la lymphe qu'il verse dans la veine sous-clavière gauche.

A constater et à retenir surtout que l'oreillette droite du cœur renferme un sang chargé, surtout pendant la digestion, de matières nutritives.

Je crains de faire un peu trop longtemps appel à l'effort du lecteur, pour qu'il embrasse tous ces détails anatomiques, mais ils sont indispensables; je termine, du reste, en mentionnant que les glandes de la muqueuse de l'intestin grêle extrêmement nombreuses, sont de trois sortes : en *tube*, en *grappes*, et closes (glandes de Peyer solitaires et agminées, surtout atteintes et lésées par la fièvre typhoïde).

Les nerfs de l'intestin grêle viennent du plexus solaire formé par la réunion du grand sympathique et du pneumogastrique. Leur exacte terminaison est encore à démontrer et, je ne sache guère de plus intéressant problème à résoudre pour un chercheur.

CHAPITRE II

Gros Intestin

Comme le grêle, le gros intestin comprend aussi trois régions : le *cæcum* (de *cæcus*, aveugle), le colon, de κώλον (membre); le rectum ἄρκὸς et il va de l'intestin grêle à l'anus. Le gros intestin n'est pas cylindrique et uni comme le grêle, il offre sur la majeure partie de son étendue, trois dépressions longitudinales entre lesquelles s'élève une série de saillies. Sa longueur moyenne est de 1 m. 65 c.

Cæcum. — Le cœcum, moins important chez l'homme, est ce cul-de-sac qui forme le début du gros intestin, représentant une calotte à concavité dirigée en haut et surmontée vers son sommet de l'appendice cœcal.

Il siège à droite dans la fosse illiaque et est peu susceptible de se déplacer, aussi ne le rencontre-t-on presque jamais dans les hernies.

L'appendice cœcal ou vermiforme (siège de l'appendicite) est un petit tube de la grosseur d'un tuyau de plume moyenne, vestige du pédicule de la vésicule ombilicale du fœtus, long de 54 millimètres à 110, cylindrique, flexueux, qui existe au sommet du cœcum renversé tantôt d'un côté, tantôt d'un autre. Je regrette vivement que Bernardin de St-Pierre, qui explique si bien dans *Les Harmonies de la Nature*, que le melon a des côtes pour être mangé en famille, ne nous ait point dit l'usage probable de ce cordon ordinairement creux et communiquant avec l'intérieur du cœcum par un orifice assez étroit mais variable. Il a du reste même structure et mêmes glandes que le gros intestin.

Colon. — Le colon encadre l'intestin grêle par ses branches : *ascendante* à droite, *transverse* de droite à gauche sous l'estomac et *descendant*, en arrière. Le colon *ascendant* est profondément situé dans la région des lombes et susceptible de dilatation et de rétrécissement, limité en bas par la valvule, il l'est en haut par la face inférieure du foie.

Le *colon transverse* ou *arc du colon* sépare les colons ascendant et descendant et est fixé sur la colonne vertébrale par ce repli péritonéal mince et large, que l'on nomme le mésocolon transverse.

Le *colon descendant* ou lombaire gauche, situé dans le flanc gauche, est en rapport en avant et sur les côtés avec les anses intestinales et en arrière avec le rein gauche.

Le colon *iliaque* ou l'S du colon est cette portion contournée en forme d'S, qui décrit ainsi deux grandes courbures rattachées à la fosse illaque par le mésocolon iliaque (long repli du péritoine). Comme il est très mobile, il entre assez fréquemment dans la formation des hernies. Comme il appuie sur les vaisseaux du sperme et sur les vaisseaux iliaques gauches, il apporte ainsi son contingent mécanique à la constitution des dilatations spermatiques et surtout variqueuses de ces régions.

Rectum. — Plus large que le colon, le *rectum* est la dernière partie du gros intestin et se termine par l'anus, il s'étend donc de la symphyse sacro-iliaque gauche au contraire de la bouche! généralement cylindrique, il présente une ampoule ou dilatation vers sa partie inférieure, mais les dimensions de cet élargissement varient en raison de l'accumulation des matières.

Sa longueur moyenne est de vingt centimètres. Ses rapports, c'est-à-dire ses relations avec les organes circonvoisins varient chez l'homme et chez la femme, il est indispensable de les bien connaître. Chez l'homme, le tiers inférieur correspond au bas-fond de la vessie, aux vésicules séminales et à la prostate; chez la femme, au vagin dont il n'est séparé que par la mince cloison nommée *recto-vaginale*.

Le cul-de-sac péritonéal est à 8 centimètres au-dessus de l'anus chez l'homme et à 4, chez la femme. A l'intérieur de l'anus et correspondant au cloaque de quelques animaux inférieurs dans la série des vertébrés, on trouve la zone à petits plis muqueux verticaux, connus sous le nom de colonnes de Morgagni. Les fissures si douloureuses de l'anus siègent là. Le rectum comme le gros intestin, du reste, présente aussi dans sa structure quatre couches : séreuse, musculaire, celluleuse et muqueuse. Les artères appelées hémorrhoïdales sont au nombre de trois de chaque côté. Les veines hémorrhoïdales sont nombreuses et volumineuses à leur origine.

Les nerfs viennent du grand sympathique, mais aussi des troncs de la vie animale.

Les *plis rayonnés de l'anus* sont formés par la peau, qui converge vers l'ouverture et cette peau sur un pourtour de 15 à 18 millimètres ne renferme ni follicule pileux, ni glandes sodoripares, ni glandes sébacées. La partie postérieure du rectum est presque entièrement dépourvue de péritoine.

Nous pouvons maintenant passer à l'étude des maladies qui intéressent les Intestins.

CHAPITRE III

Entérite

L'entérite (de εντερον, intestin) est l'inflammation catarrhale de la muqueuse intestinale; on l'a encore définie une phlegmasie de la membrane muqueuse du canal intestinal.

Elle peut être aiguë ou chronique, s'étendre en même temps à l'intestin grêle et au gros intestin (entéro colite) ou se confiner dans une portion bien limitée et prendre alors les noms particuliers de duodénite, typhlite, rectite, etc., etc. . .

Causes. — Relèvent surtout de l'absorption de microbes qui se développent dans l'intestin ou de poisons alimentaires dérivés de substances toxiques (fruits ou légumes altérés), huîtres, lait, moules, gibier faisandé, viande) ; relèvent aussi de l'abus des purgatifs drasiques ou des liqueurs alcooliques, des écarts de régimes et des causes externes, telles que : contusions, chutes violentes, coups, blessures, oseilles ou épinards absorbés en même temps que des citrons, des cerises acides ou des oranges ; etc.

Il ne faut pas perdre de vue non plus que ces causes ne doivent pas être confondues avec les intoxications qui se produisent dans le cours des affections chroniques de l'appareil digestif.

Signes. — Quelle que soit l'étiologie de l'infection, l'état général dans l'entérite aiguë n'est pas le même dans la forme bénigne que dans la forme grave, examinons donc successivement ces deux modalités.

1° Bénigne. — Les phénomènes avertisseurs sont : manque d'appétit, difficulté et lenteur des digestions, léger endolorissement du ventre ; chez l'enfant, vomissement, diarrhée et fièvre, puis brusquement survient de la *douleur*, ordinairement concentrée autour du nombril, d'où elle semble rayonner vers le reste de l'abdomen ; elle est permanente et présente des accès variables s'atténuant avec la défécation. Les selles sont *diarrhéiques* dès le commencement (si elles ne l'étaient pas, cela indiquerait que la lésion a atteint l'intestin grêle), d'abord formées de matières fécales, elles deviennent muqueuses ou séro-muqueuses, se colorent en jaune ou en vert par la bile et laissent apparaître des débris épithéliaux, des particules d'aliments intactes, des corpuscules, des glaires parfois sanguinolents.

La *lientérie* est de règle chez les jeunes sujets.

Ce mot lientérie vient du mot grec λειος, poli, glissant, et désigne toute diarrhée dans laquelle on rend les aliments, soit tels quels, soit à demi digérés. L'accord avec l'étymologie vient donc de la supposition que l'on fait de penser que les ingesta glissent, sans éprouver aucune élaboration, sur la muqueuse de l'intestin. Cette explication nous permettra maintenant d'employer ce terme médical sans périphrase.

Les coliques s'accompagnent de météorisation et de tympanisme; la palpation prouve la présence de gaz et détermine des borborygmes, le ventre est du reste sensible à la percussion. Après l'absorption de moules ou de mets putréfiés, il est fréquent d'observer de l'urticaire.

2° Forme grave ; rare chez l'adulte ; commune au contraire, chez l'enfant. Un cas me revient à la mémoire : j'avais vu la veille, un superbe bébé gras, rose, l'œil vif, turbulent et, mandé le lendemain soir par la mère éplorée, je trouvais mon petit ami pâle, défait, les traits tirés, l'œil morne, debout dans la chambre à coucher, les pieds perdus dans une inondation de matières grises ; l'entérite en quelques heures avait transformé du tout en tout son faible organisme.

Avec les soins que j'indiquerai plus loin, la joie revint. Chez les enfants, le mal peut être *primitif*, c'est-à-dire, causé par le sevrage (1), une alimentation défectueuse, l'absorption d'éléments toxiques déglutis avec de la salive (qui n'a pas remarqué

(1) Les enfants de 6 à 7 ans, ou bien ceux arrivés au sevrage, évitent la diarrhée s'ils sont soumis à la Phosphatine Falières.

l'amour des futurs hommes, pour tout ce qui est malpropre et le soin qu'ils prennent de lécher leurs doigts trempés dans les « je ne sais quoi, qui n'ont plus de nom dans aucune langue » ?).

Mais le mal peut être *secondaire*, c'est-à-dire, se produire dans le cours d'autres affections : atrophie infantile, broncho-pneunomie, rougeole, scarlatine et il débute alors comme la forme bénigne, seulement on conçoit bien que la réaction fébrile, augmentée de celle qui existe déjà, s'accuse beaucoup plus et que le thermomètre atteigne les alentours de 39 degrés, la perte d'appétit est complète, la langue sèche, fendillée parfois, rouge, le ventre ballonné. Les selles *très acides* déterminent des rougeurs aux fesses et au pourtour de l'anus ; elles sont liquides, séro-muqueuses, colorées par la bile, où demi-solides, mais en ce cas d'une extrême fétidité.

L'affaiblissement et l'amaigrissement surviennent très rapidement : les yeux s'estompent d'un cércle noir, les traits du visage se tirent et le bébé, selon la classique comparaison, ressemble à un tout petit vieillard. Fréquemment l'état se complique de troubles cérébraux qui peuvent en imposer pour la méningite.

Mais, heureusement le pronostic n'est pas grave malgré l'apparence et l'entérite en elle-même (je veux dire si elle est primitive, ou non compliquée par une maladie intercurrente) guérit du huitième au dixième jour et il en est de même chez l'adulte.

ENTÉRITES CHOLÉRIFORMES

Sous ce titre général, je rangerai la *cholérine*, le *choléra enfantin*, le *choléra nostras* et le *choléra simple*.

La cholérine, pendant longtemps, a été considérée comme une espèce d'influenza (son nom vient de κολγ, bile) d'affection catarrhale des intestins régnant épidémiquement (celle de 1831 à Paris est restée célèbre dans les fastes de l'histoire de la médecine). On appelle encore *cholérine*, la diarrhée qui est si commune en temps de choléra. Aujourd'hui, on confond assez volontiers la cholérine avec l'entérite suraiguë.

Le *choléra enfantin* (choléra infantile) va nous retenir plus longtemps, car j'ose espérer que la lecture de mon volume permettra aux mères de sauver leur enfant en les forçant à aller immédiatement chercher le praticien. Cette maladie *bien spéciale*, qui a son maximum de fréquence en été, est caractérisée par des vomissements et de la diarrhée spéciaux, une déchéance organique extrêmement rapide causée par la spoliation sanguine et l'intoxication suraiguë.

Le plus souvent, toujours ou presque, d'après Trousseau, le début est brusque et soudain, l'enfant est atteint en pleine santé de vomissements dont l'intensité et la fréquence varient suivant le cas. Ces vomissements sont augmentés ou excités par l'absorption de lait.

Ce qu'il faut donc faire de suite : *Ne plus donner aucun aliment tant que le malade manifeste le besoin de rendre.* Au commencement, les renvois sont formés de lait caillé ou d'autres mets ingérés, puis ils deviennent simplement aqueux, sans couleur ou légèrement porracés par la bile ; on peut remarquer encore des glaires constituées par du mucus stomacal filant.

Quant à la *diarrhée*, elle est remarquable par son intensité, sa fréquence et son extrême fluidité ; ensuite elle devient aqueuse, séreuse et légèrement jaunâtre, sans odeur le plus souvent, parfois ammoniacale, surtout si les langes imbibés ne sont pas souvent changés. La langue est étalée, couverte de saburre (saburra, gravier) humide, mais si l'estomac se prend elle devient râpeuse, rugueuse et empêche la succion. Dès les premiers instants, le ventre accuse un gonflement extérieur (météorisme), il est tendu et sonore comme un tambour, mais ce symptôme est si fugitif que bientôt la paroi abdominable semble au contraire vouloir se coller sur l'intestin dégonflé.

Les coliques s'atténuent au fur et à mesure que l'enfant se refroidit. L'urine diminue, pas de température à l'extérieur sous l'aisselle, mais à l'intérieur le thermomètre peut marquer 39 dans les cavités naturelles.

Alors survient la deuxième période critique,

celle de l'algidité et du collapsus; il fallait s'y attendre, une diarrhée et des vomissements répétés, intenses, s'ils ne sont maîtrisés, entraînent après eux l'algidité qui, hélas! aboutit le plus souvent à la mort! les yeux se creusent, semblent vouloir disparaître au fond de l'orbite, sous les arcades sourcillières, les paupières se gravent, se photographient pour ainsi dire, sur la cornée ternie. Le blanc de l'œil est injecté, couvert de mucus visqueux qui s'amasse au coin des paupières. La petite figure est pâle, maigre, plombée, avec des oreilles bleuies. Le nez est effilé, les lèvres violacées, la bouche enfoncée. La température baisse d'un degré, les doigts sont agités de petits mouvements involontaires, puis la raideur qui commence par les extrêmités envahit bientôt la nuque et le cou de l'enfant (opisthotonos) semble collé en arrière avec le haut du dos. La respiration est soufflante, pénible, forcée, irrégulière, les battements du cœur deviennent moins forts, moins fréquents, le pouls semble d'un fil qui serait remué, le poids peut diminuer de cent grammes dans une journée.

Que faut-il donc faire? je vais être très catégorique et très clair, car comme il y a danger d'aboutir plus ou moins vite à la terminaison fatale, il ne faut pas commettre une seule faute; d'abord, appeler le médecin, mais supposons que vous demeuriez loin de lui ou que vous ne puissiez l'avoir de suite.

Mettre immédiatement le bébé à la diète absolue, pas de lait qui provoque les troubles digestifs, mais de l'eau albumineuse (battre des blancs d'œufs dans de l'eau bouillie) ou du bouillon bien dégraissé, mais seulement en quantité voulue pour calmer la soif.

Si la diarrhée ou les vomissements cessent, remettre l'enfant au sein et lui donner du *bon* lait froid et même glacé.

On peut aussi donner de dix à vingt grammes de rhum, de vieux cognac ou cinquante grammes de vin sucré en *une journée*.

Avant la période de frigidité, un peu de calomel est utile.

Contre le collapsus : un bain à la moutarde de 38 degrés, durée cinq minutes; au sortir de la baignoire, frictionner l'enfant avec de la flanelle et l'envelopper de linges chauds.

CHOLÉRA NOSTRAS

Bien différent du vrai choléra ou choléra asiatique, le nostras se manifeste surtout pendant les chaleurs de l'été, sous l'influence des fruits souillés, des vins doux, des intoxications provenant de viandes décomposées, de lait aigri, de certaines drogues violentes. L'agent producteur n'est pas unique, ni spécifique, mais il se pourrait que le poison secrété par le germe vecteur fut le même, car les symptômes ont quelque analogie.

Dans les selles, on trouve le *bacille virgule* et beaucoup de *bacterium coli commune*.

Traitement. — D'abord supprimer toute alimentation douteuse ou susceptible de provoquer des troubles digestifs.

Mais si ceux-ci sont déjà déclarés, les combattre par une potion à l'acide lactique.

Eau bouillie..............	400	grammes.
Sirop de sucre............	100	—
Acide lactique............	15	—

à boire par demi-verres toutes les heures.

User de boissons glacées au thé, à l'alcool, au vieux cognac, au champagne.

Si la *période d'algidité* est déjà arrivée, il faut lotionner et frictionner vivement le malade avec le liniment suivant.

Alcool....................	100	grammes
Chloroforme	15	—
Essence de moutarde.......	8	—

Usage externe. — Le médecin fera des injections hypodermiques de caféïne et d'éther.

Les injections introséreuses d'eau salée (je me demande pourquoi on appelle cela sérum!) sont également indiquées, voici pour mémoire la formule la plus employée :

Chlorure de sodium ou sel pur	5 grammes
Sulfate de soude.............	10 —
Eau bien stérilisée..........	1 litre.

Éviter les bulles d'air !

CHOLÉRA SIMPLE. — CHOLÉRA SEC

En ce cas, pas de troubles digestifs, l'algidité seule existe ; il semblerait que le poison cholérique intoxique sans diarrhée.

Si le traitement énergique que je viens d'indiquer pour le choléra nostras n'empêche pas la température de descendre à 56, la mort arrive en douze ou vingt-quatre heures.

ENTÉRITE CHRONIQUE

Colite chronique. — Entéro-chronique

C'est une maladie sans fièvre, peu douloureuse qui peut succéder à la forme aiguë ou se montrer d'emblée chronique. Son signe le plus manifeste est la *diarrhée*, sauf dans la forme sèche.

Les patients vont aux cabinets cinq ou six fois par jour et leurs selles muqueuses ou séreuses, toujours liquides, plus ou moins colorées en vert ou en jaune, sentent très mauvais. On y voit assez souvent de longs filaments membraneux, des gouttelettes de pus ou du sang. C'est en général après les repas que le besoin de déféquer devient impérieux et l'on constate de la *lientéric*, une fatigue, une émotion subite ou vive produisent le même effet.

Les anciens avaient déjà fait cette remarque et l'on connaît cette fable de Phèdre dans laquelle l'auteur parle d'une députation de chiens à Jupiter ; les délégués ne purent supporter ni la majesté, ni le tonnerre du Dieu suprême et souillèrent de leurs déjections le sacré parvis.

Les hémorrhoïdaires et les goutteux n'ont pas de diarrhée. Le phénomène douleur est d'une intensité peu marquée, les coliques peu intenses ne se montrent guère qu'avant d'aller à la selle, mais une pression exercée sur le trajet du colon détermine une souffrance assez vive. L'état général n'inspire pas d'inquiétudes, mais à la longue, l'amaigrissement, la pâleur terreuse et la mélancolie apparaissent, la peau devient sèche et rugueuse. Chez la femme on constate souvent des névroses et des névralgies lombo-névralgiques.

Traitement. — Lire en cas de constipation, la brochure du Dr Dheur (Comment on se défend de la constipation). Prendre des pilules de Melville.

Supprimer toute habitude alcoolique, tout mauvais traitement diététique. Contre la diarrhée je conseille les pilules de Huchard et l'usage des eaux de Vichy : *Célestins*, *Grande-Grille* ou *Hôpital*.

Extrait de ratanhia........ }
Extrait de monésia........ } āā 2 grammes
Poudre de Colombo .... }
Poudre de Dower .... }
Essence d'anis........... IV gouttes
pour 40 pilules (de 6 à 10 par jour).

La viande crue et la bonne poudre de viande aident à la guérison. Le régime lacté exclusif donne souvent des résultats remarquables. Il en est de même avec le traitement *néo-phosphaté* qui permet l'absorption de la lécithine par les intestins convalescents.

CHAPITRE IV

Dysenterie

(De δύς avec peine et εντερον intestin). Est une phlegmasie intestinale spécifique essentiellement caractérisée par une diarrhée très liquide, sanguinolente avec ténesme et épreintes. Arété, Galien, Hippocrate, Celse et les médecins arabes l'ont déjà décrite. Elle règne surtout en automne après les étés à chaleur excessive, plus commune à la campagne ; dans les prisons, dans les camps, sa contagiosité est des plus évidentes. Les étrangers arrivant dans une contrée où elle règne, en sont presque toujours atteints.

Ajoutez aussi à ces causes l'ingestion de fruits verts, de noix (dans le Berry, je l'ai souvent constatée), d'aliments avariés, l'abus du tabac et des alcooliques. A la Salpêtrière, nous avions un collègue de salle de garde, qui se procurait à volonté la dysenterie en corsant sa dose de cigarettes journalière, l'abus de l'eau même de bonne qualité, les excès de tout genre. On l'observe souvent dans le cours de la rougeole.

Les lésions siègent principalement à la fin du colon et dans le rectum; elles consistent en légères ecchymoses de la muqueuse, en ulcérations, et même en sphocèle de certaines zones.

Comme pour les entérites, nous allons aussi distinguer deux formes dans la dysenterie aiguë : la légère et la grave.

1° *Légère.* — Débute le plus souvent sans symptômes prémonitoires par de violentes douleurs du niveau de l'S iliaque : douleurs s'irradiant le long du colon et du rectum, exaspérées par les chocs ou les pressions. En même temps, le malade ressent des coliques lancinantes et les évacuations sont accompagnées de ténesme vésical. Pas de fièvre, la langue n'est que légèrement blanche, les selles alvines, peu abondantes, ne dépassent pas dix à onze dans les vingt-quatre heures; dure six jours environ.

Hygiène : Comment se défendre de la dysenterie?

Éviter de boire autre chose que des eaux minérales bien pures ou de l'eau bouillie, ne pas manger de salades, ni de fruits souillés, les fraises sont particulièrement dangereuses, car elles baignent souvent dans le purin au moment de la récolte, se couvrir le ventre de flanelle pour parer aux changements brusques de température, ne pas manger en excès.

Traitement : si la maladie est déclarée : 30 grammes de sulfate de soude, suivis de quelques lavements d'amidon, repos et diète, limonades au citron pour calmer la soif.

2° *Grave*.— Prodromes au contraire constants, abattement, migraine, somnolence durant de quelques heures à deux jours au maximum ; puis diarrhée suraiguë, selles douloureuses, glaireuses, sanglantes, mélangées de pus et de fausses membranes; on en a compté jusqu'à deux cents en quelques heures!

Ces évacuations, qui finissent par n'être plus rien qu'un faux besoin, s'accompagnent naturellement de très pénibles contractions de cuisson et de brûlure au pourtour de l'anus. Le ténesme vésical est fort douloureux et le patient subit ce martyr, de voir la vessie ne laisser échapper gouttes à gouttes qu'un peu d'urine sédimenteuse ou même de mucus blanchâtre.

Les enfants poussent des cris et sont agités. Il y a de la fièvre, la soif est vive, le teint terreux, le tronc brûlant, mais l'extrémité des membres glacée.

La mort peut survenir en trois ou neuf jours!

Traitement. — Calomel 60 centigrammes en un cachet ou incorporé dans du miel blanc. La dose pour les enfants sera de 10 à 15 centigrammes. Le calomel a des actions multiples, il est en même temps diurétique, purgatif et antiseptique. Il exerce aussi sur le foie une action décongestive.

Au Brésil, on fait boire une infusion d'ipécacuanha (racine antidysentrique) 6 grammes dans 150 grammes d'eau. *Pas d'opium.* Lavages antiseptiques du gros intestin avec de l'eau boriquée tiède ou de l'acide salicyque au millième; bains tièdes, champagne, cognac, rhum. Les brûlures de la marge de l'anus seront calmées par des lavages ainsi préparés :

Menthe Van Denn	Une cuillerée à bouche.
Eau tiède........	Un verre.

Cette solution désinfectera les parties polluées.

Le tannin, le colombo, le ratanhia conviennent dans la dysenterie chronique, pour modifier la muqueuse intestinale, tarir les secrétions, cicatriser les ulcérations.

CHAPITRE V

Typhlite, *appendicite* et pérityphlite

La *typhlite* est l'inflammation du cœcum ; l'*appendicite*, l'inflammation de l'appendice vermiculaire du cœcum : la pérityphlite résulte de la propagation de ces deux dernières maladies au tissu conjonctif, situé contre l'intestin.

Rarement, du reste, une de ces trois inflammations est simple, elles sont souvent mélangées.

Causes. — L'homme est plus prédisposé que la femme, l'homme mûr plus que l'adolescent, le vieillard ou l'enfant. Les corps étrangers qui séjournent dans le cœcum, les matières fécales durcies appellent la typhlite.

L'appendicite reconnaît pour cause une oblitération complète ou incomplète de l'appendice vermiculaire occasionnée par une dent avalée, arêtes de poisson, noyaux ou pépins de fruit, émail de casserolles, vers intestinaux (Metchnikoff).

Sous l'influence de cette fermeture, les germes morbides, les microbes, si vous le voulez, enfermés dans l'appendice, prennent un caractère d'une virulence particulière et secrètent des ferments susceptibles de produire l'inflammation.

Comment s'en défendre? — Le docteur Bougon me permettra-t-il de citer sa prophylaxie un peu osée :

Nous parlons en toute connaissance de cause, avec l'autorité de l'âge et de l'expérience. Nous avons vu des familles, frappées de père en fils par l'appendicite. Pour dire notre pensée tout entière, tout homme qui a eu l'appendicite dans sa jeunesse, devrait faire enlever l'appendice du cœcum à tous ses enfants nouveau-nés, comme il les fait vacciner; sans attendre que la maladie vienne les mettre plus tard à deux doigts du tombeau. Ce serait là une mesure sage et prudente, avantageuse sous tous les rapports; d'autant plus que l'opération de l'appendicite, chez les nouveaux-nés, pas mesure préventive, alors qu'il n'y a pas d'inflammation, est une opération offensive, ou à peu près; dès lors qu'elle est faite par un praticien consommé, dans les conditions d'antisepsie voulues par la science moderne. On finira un jour par enlever l'appendice vermiculaire aux nouveau-nés, comme on leur coupe le filet.

L'avantage de cette mesure préventive n'est

pas seulement de les mettre à l'abri de cette maladie, pendant leur vie; mais encore, cette opération aurait l'avantage de former peu à peu une race d'hommes où l'appendice vermiculaire du cœcum se réduirait à peu près à rien et finirait à la longue, par disparaître tout à fait.

J'estime qu'il n'y a là qu'une boutade parue dans le journal *La Consultation médicale* et que le Président du conseil des ministres ne nous imposera pas, comme pour le sérum du croup, la méthode par circulaire officielle.

Les meilleurs aliments comme moyens d'antisepsie sont le lait, les œufs frais, les viandes blanches, les légumes très cuits, les fruits; on évitera, si l'on se croit prédisposé, le bouillon aigri, les viandes faisandées ou même faites, le poisson avancé, les conserves, les fromages puants.

Certaines maladies prédisposent aussi à la typhlite, par exemple, la fièvre typhoïde et la dysenterie.

Symptômes. — Douleur plus ou moins subite dans la fosse iliaque droite, irradiée vers la cuisse et les reins; sourde ou aiguë, spontanée ou déterminée par un effort, par la palpation, par la marche qui devient rapidement presque impossible, apparition d'une tumeur dans la fosse iliaque droite, nettement circonscrite, de forme cylindrique, mate à la percussion, légèrement déplaçable sur les régions voisines. Fièvre constante variant de 30 à 39°5, *constipation* presque toujours opiniâtre.

En même temps, le malade a des nausées et des vomissements alimentaires muqueux ou bileux, parfois fécaloïdes, perte d'appétit, soif vive, langue saburrale.

La typhlite simple qui demande seulement l'emploi de purgatifs et de cataplasmes sur l'abdomen, peut se terminer par la guérison en quelques jours; mais il en existe à répétition,

S'il y a pérityphlite, c'est plus grave, car un abcès peut se former dans la fosse iliaque et alors le pus est évacué au dehors, soit par la paroi du ventre, soit par les viscères creux qui l'environnent; la poche peut suppurer longtemps et le malade succomber à une infection, à une fièvre hectique.

La péritonite circonscrite ou générale suraiguë peut aussi amener une terminaison fatale.

Dans l'*appendicite* bien diagnostiquée, on ne doit jamais *purger*, c'est tout ce que je dirai du traitement, car à l'homme de l'art seul, il faut demander l'intervention rapide. Mais je crois bon de fournir un memorandum des moyens antiphlogistiques locaux : cataplasmes, liniment, belladones, calmants, opiacés, sangsues, ventouses, pulvérisations d'éther, onguent napolitain.

Présence de trichocéphales dans l'appendice iléo-cæcal (1). — M. Girard communique l'observation d'une fillette de huit ans qui fut atteinte, pendant la convalescence d'une fièvre typhoïde, d'une péritonite généralisée. Une laparatomie ayant été pratiquée, on débarrassa la cavité abdominale du liquide séro-purulent qu'elle contenait, et on referma le ventre après avoir réséqué l'appendice iléo-cœcal. On constata alors que cet organe, en apparence sain, était en réalité obstrué par une masse constituée par deux trichocéphales, un mâle et une femelle.

En l'absence de toute inflammation appendiculaire, on peut admettre que ces parasites sont restés étrangers au développement de la péritonite; celle-ci était probablement d'origine blennorrhagique, car la petite fille était atteinte d'une vulvite assez intense.

(1) *La Semaine Médicale.*

CHAPITRE VI

Tuberculose, occlusion et cancer du ventre

La phtisie *primitive* de l'intestin est rare, sauf chez l'enfant; la tuberculose *secondaire*, au contraire, est fréquente.

L'enfant est contagionné par la mère ou une nourrice, voire une porteuse tuberculeuse, ou par le lait d'une vache malade; donc pour le défendre : *Ne jamais laisser d'enfant en contact avec un tuberculeux.*

Symptômes. — Chez l'enfant : vomissements, diarrhée, fièvre, cachexie, amaigrissement, polyadénite, c'est-à-dire glandes gonflées un peu partout, chez l'adulte rien de spécial, ni de caractéristique, si ce n'est des poussées de péritonite au niveau des ulcérations consécutives à la diarrhée rebelle; parfois perforations et fistules stercorales. Traitement palliatif par les astringents, le sous-nitrate de bismuth et l'opium.

Occlusion intestinale. — (Synonymie : colique de miséréré, étranglement interne, iléus, valvulus, passion iliaque).

Maladie caractérisée surtout par l'arrêt des matières fécales qui ne sont pas évacuées.

Étiologie.— Rétrécissement, étranglements, volvulus, invagination, obstruction.

Symptômes.— Constipation absolue même pour les gaz, comme dans la hernie. Vomissements stercoraux. Douleurs horribles, ballonnement énorme du ventre, altération des traits, abaissement de la température ou tendance à l'algidité, pouls petit ; début en pleine santé.

Traitement. — Douches ascendantes à haute pression dans le gros intestin, avec un siphon ou un appareil à eau de seltz ; pour le reste j'emprunte ces quelques lignes à Ch. Nicolle, le professeur de Rouen.

Traitement. — *Ne pas perdre trop de temps à essayer les moyens médicaux préconisés*, surtout si l'occlusion remonte déjà à quelque temps.

Électrisation (Boudet), on se sert d'une pile de 14 à 16 éléments. — On injecte dans le rectum, par la sonde en gomme, de l'eau salée — on met en contact cette sonde avec le pôle négatif (—). Sur le ventre, on applique une plaque métallique recouverte d'une peau de chamois reliée au pôle positif. — On fait passer le courant. — On change le courant toutes les dix minutes. (Électriser vingt minutes. — Glace. Dans *les cas d'occlusion* aiguë, faire la laparatomie, aller à la recherche de la portion de l'intestin étranglée, sectionner l'agent d'étranglement; ne pas hésiter à faire un anus contre nature, si l'intestin paraît malade. Dans *les cas chroniques*, préférer l'entérotomie : choisir suivant le siège de l'occlusion, la région iliaque ou la région lombaire pour y pratiquer l'anus contre nature.

Cancer de l'intestin. — Bien plus rare que celui de l'estomac, celui du duodénum coïncide toujours avec la même affection de ce premier organe ou du foie ou du pancréas. Il se révèle sous l'aspect d'une tumeur unique arrondie ou de noyaux indurés épars ; en d'autres cas, il occupe une assez grande longueur d'intestin par lui métamorphosé en un tube dur, rigide et impuissant à se contracter.

Le diagnostic est difficile et, comme la mort vient par cachexie ou par une complication inévitable : hémorrhagie interne, obstruction intestinale, péritonite, perforation, je ne puis qu'indiquer un traitement palliatif ; combattre la constipation par les pilules de Melville, combattre la douleur par la morphine.

Le *cancer du rectum* ainsi que les *rétrécissements*

du même organe appartiennent plutôt au domaine de la chirurgie qu'à celui de la médecine, le traitement consiste en opérations ou en dilatation progressive. Aussi, je préfère employer le peu d'espace que me laisse le cadre restreint de nos monographies nosologiques à décrire l'*étranglement herniaire*.

Les grands signes sont : *Une constipation absolue, ni selle, ni gaz*.

Vomissements, météorisme ou ballonnement du ventre, douleur terrible, hoquet, traits du visage tirés, altérés, yeux excavés. Température au-dessous de la normale, peau froide.

Que faire? Pulvériser de l'éther; mettre le patient dans un bain prolongé, ne pas donner de purgatifs et courrir chercher le praticien au plus vite.

Il y a danger de mort, la guérison spontanée étant très rare, par ouverture sans péritonite, et grande chance de salut par une opération rapide et relativement facile.

Les statistiques actuelles n'accusent presque pas de cas malheureux ; la vie appartient donc aux parents ou à ceux qui entourent le malade atteint de hernie étranglée.

CHAPITRE VII

Vers intestinaux.

Parmi les maladies qui préoccupent le public, celles qui sont dues à des parasites et, en particulier aux vers intestinaux, sont au premier rang. L'horreur de savoir qu'on a dans ses entrailles un hôte vermiforme que l'on nourrit, que l'on engraisse, que l'on héberge, auquel on fournit le logement et la table, est intinctive et générale. Que des personnes prennent peur à la vue d'une souris, d'un serpent, d'une araignée! Et cependant ces êtres peuvent être évités; il suffit de s'éloigner de leur route pour ne plus les voir, pour ne plus les sentir, pour ne plus avoir le sentiment terrifiant qu'ils inspirent, mais il en est autrement de ces vers aux formes étranges qui s'insinuent dans l'estomac et dans l'intestin, se fixent à la paroi ou glissent au milieu des aliments. Il faut vivre avec eux, les conserver dans son propre corps et avoir la continuelle terreur de leurs mouvements et la sensation pénible des coliques qu'ils déterminent. Aussi, dès la plus haute antiquité, les praticiens dans l'art de guérir ont cherché les moyens de lutter avec avantage contre ces parasites. On a trouvé les médicaments capables de les atteindre et de les tuer pour provoquer leur sortie et rendre au malade le calme et la santé.

L'hygiène qui, peu à peu, introduit dans nos villages reculés, les notions de propreté indispensables, qui remplace les eaux malsaines par des eaux pures, qui fait pénétrer le soleil et l'air dans les habitations humides, qui, en un mot, crée des conditions nouvelles de vie et de santé, éloigne en même temps les parasites intestinaux. Les causes qui permettent l'arrivée dans notre bouche, des œufs ou des embryons, se font de plus en plus rares, la surveillance des animaux malades, l'examen des viandes suspectes, tout un ensemble de dispositions heureuses ont contribué largement à ce résultat.

Cependant on observe encore souvent, dans la pratique, des vers intestinaux et il faut savoir lutter contre leur envahissement et les détruire.

Les *vers intestinaux* se divisent en deux séries. Les uns passent toute leur vie dans notre intestin, ce sont les *vers intestinaux proprement dits;* les autres, après avoir vécu dans l'intestin, viennent se loger dans nos muscles; ce sont les *vers intestino-musculaires.*

Dans la première catégorie rentrent deux formes de vers :

a. Les uns se présentent comme de longs rubans, aplatis, formés d'anneaux placés bout à bout comme dans une chaîne. Ce sont les *vers rubanés* ou *ténias*,

b. Les autres sont arrondis, ayant l'allure des vers de terre, sans anneaux distincts. Ce sont les *vers ronds* ou *Nematodes*.

Parmi les *vers intestino-musculaires*, figure la *Trichine* ; ainsi s'exprime le professeur Girod dans *Comment on se défend contre les vers intestinaux*, dont je reproduis ci-contre les belles et sincères gravures : le lecteur est prié de se reporter à cet excellent opuscule,

---

PLANCHE 1

Ténias et Botriocéphale

Fig. 1.— Ténia inerme, grandeur naturelle. — *a*) la tête, le cou et les premiers anneaux. — *b*) anneaux murs, — c) anneau détaché : cucurbitain.

Fig. 2. — Tête du Ténia inerme vue au microscope on voit trois ventouses et la cupule qui termine la tête.

Fig. 3.— Un anneau vu au microscope : dans le milieu. se détache l'utérus et ses arborisations remplies d'œufs.

Fig. 4. — Un œuf très grossi.

Fig. 5.— L'œuf passe dans l'intestin de l'homme, éclosion de l'embryon hexacanthe.

Fig. 6. — Embryon hexacanthe. portant six épines, vu à un très fort grossissement.

Fig. 7. — Embryon transformé en Cysticerque, grandeur naturelle.

Fig. 8.— La tête du Ténia sortie en Cysticerque, grandeur naturelle.

Fig. 9. — Le même, très grossi.

Fig. 10. — Tête du Ténia armé, vue au microscope : on voit trois ventouses et le rostre avec sa couronne de crochets.

Fig. 11. — Un crochet très grossi, avec sa garde et sa lame.

Fig. 12. — Tête du Botriocéphale, vue au microscope ; on voit sur les deux faces les botridies.

Fig, 13. — Œuf du Botriocéphale très grossi.

Fig. 14.— L'œuf s'ouvre dans l'eau et laisse échapper la larve ciliée.

Fig, 15. — Larve ciliée contenant dans son intérieur l'embryon hexacanthe.

Fig. 16. — Cysticerque du Botriocéphale.

PLANCHE I

PLANCHE II

Vers ronds

Fig. 1. — Ascaride femelle, grandeur naturelle.

Fig. 2.— Extrêmité inférieure d'un Ascaride mâle montrant les spicules.

Fig. 3. — Bouche de l'Ascaride, très grossie.

Fig. 4. — Œuf de l'Ascaride, très grossi.

Fig. 5. — Oxyures, grandeur naturelle.

Fig. 6. — Oxyure, très grossi.

Fig. 7. — Tête de l'Oxyure.

Fig. 8. — Tricocéphale, grandeur naturelle.

Fig. 9. — Tricocéphale, très grossi.

Fig. 10. — Ankylostomes, grandeur naturelle.

Fig. 11.— Bouche de l'Ankylostome, montrant les dents très grossies.

Fig. 12. — Trichines, grandeur naturelle.

Fig. 13. — Trichine femelle, très grossie.

Fig. 14. — Larve, très grossie. se fixant dans les muscles.

Fig. 16. — Capsule dans le muscle, montrant la larve spiralée.

PLANCHE II

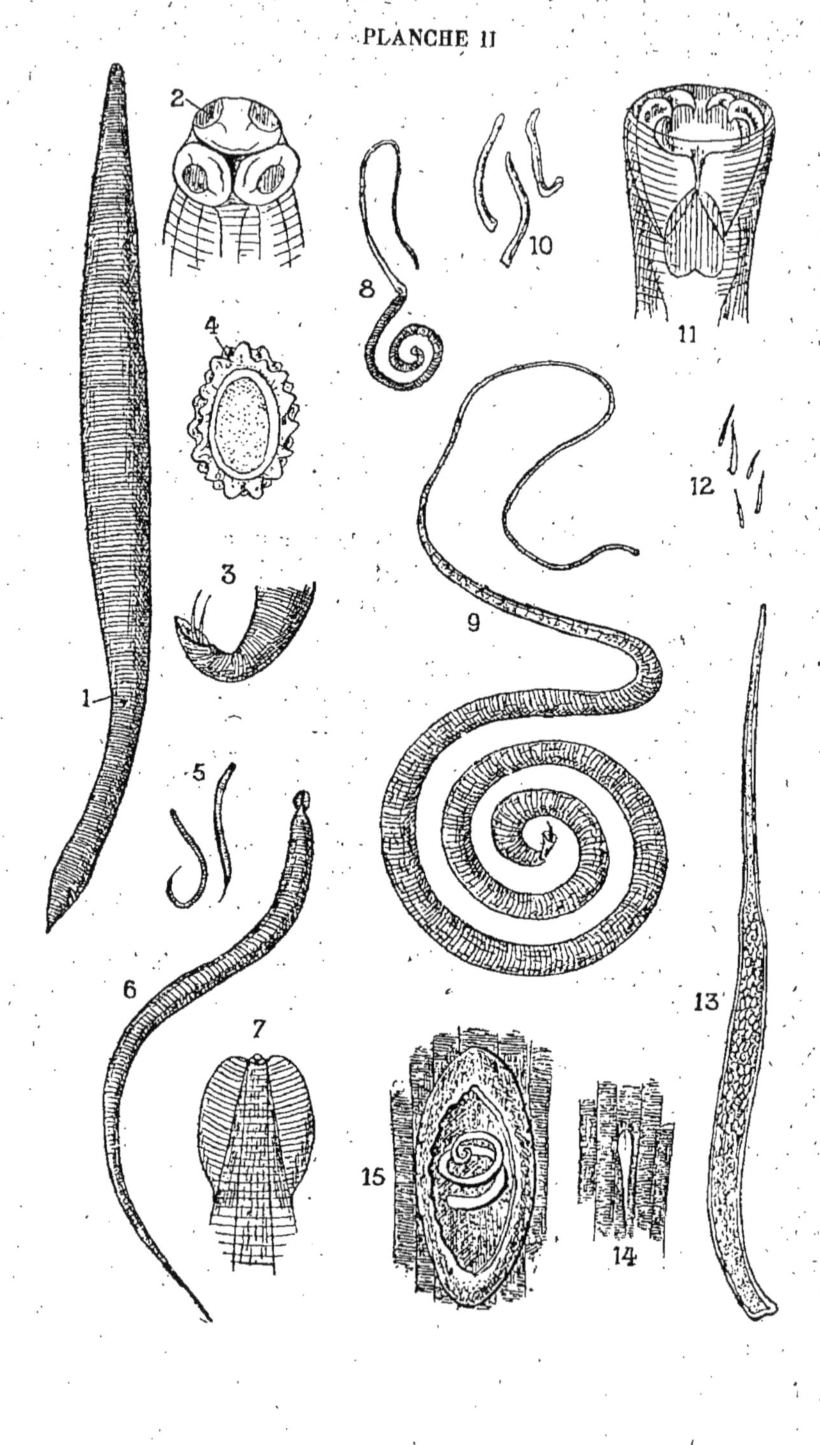

COMMENT SE DÉFENDRE DES VERS ?

En se défiant des eaux potables non *filtrées*, parce que ce sont les cours d'eau, les puits, les fontaines qui renferment souvent les œufs d'ascarides, la démonstration en est faite par la statistique : très communs à la campagne, ils sont rares dans les grandes villes.

Les ascarides sont la forme adulte de différentes espèces trouvées à l'état larvaire sur des poissons ou des crustacés.

En lavant les légumes, je donne assez volontiers le conseil de préparer la salade à l'avance, car les ingrédients (le vinaigre plus particulièrement) peuvent détruire beaucoup de germes infectieux.

On évitera les Ténias, la Trichine et autres en cuisant sérieusement les viandes.

CHAPITRE VIII

Entérorrhagies. — Coliques intestinales.

Ces deux symptômes ne constituent pas une maladie, mais les coliques plus particulièrement sont si communes, que je consacre un court chapitre à leur étude ou mieux à leur signe et à leur hygiène.

L'Entérorrhagie, comme son nom l'indique, est constituée par du rejet de sang dans la défécation et les selles colorées alors en un noir spécial, constituent le mélœna (μέλας, noir); on définit encore le mélœna : un flux sanguin noirâtre provenant de l'appareil digestif et s'échappant par l'anus.

Si donc le sang est rouge et liquide et que le patient ne soit pas atteint de fièvre typhoïde ou de dysenterie, on pensera d'abord aux polypes ou aux hémorrhoïdes internes. Dans des cas assez rares, comme le saignement de nez, du reste, l'Entérorrhagie pourra être rapportée à des ruptures des capillaires superficiels de la muqueuse.

Les symptômes prémonitoires sont un peu ceux de la gastrorrhagie : malaise général, éblouissements, syncopes, météorisme du ventre, sensation de ténesme, cuisson à l'anus; pâleur de la face, nausées, refroidissement de la peau, tendance aux lipothymies et aux syncopes.

Moyens de défense et traitement : boissons glacées et acides, limonade au citron, extrait de ratanhia, lavements astringents, vessie remplie de glace sur l'abdomen, deux grammes de perchlorure de fer dans un verre d'eau sucrée. Repos absolu, révulsion vers les extrémités bras et pieds.

POTION

Extrait de cachou.........	8	grammes.
Ergotine	3	—
Sous nitrate de bismuth ...	10	—
Sp. de coings............	50	—
Eau	150	(La Bonne).

Toutes les deux heures, une cuillerée à soupe.

Mais si l'Entérorrhagie était supplémentaire d'un flux supprimé, il faudrait chercher à rappeler ce dernier (1).

M. Mathieu, médecin des hôpitaux de Paris, a

(1) *Fièvre typhoïde.*

cherché à associer à l'hémostase par resserrement des petits vaisseaux, obtenue au moyen des lavements chauds, l'action directement coagulante du chlorure du calcium, hémostatique dont l'usage n'est pas encore entré dans la thérapeutique courante. Dans ce but, M. Mathieu fait prendre tous les jours un ou deux lavements composés d'un litre d'eau bouillie, maintenue à la température de 48° et de 4 grammes de chlorure de calcium. Ces lavements sont administrés à faible pression, à l'aide d'un bock à injections placé, tout au plus, à 40 centimètres au-dessus du lit. On donne, en outre, du chlorure de calcium par la bouche, à la dose quotidienne de 2 grammes en solution aqueuse.

Il va de soi que ce traitement doit être complété par l'emploi de tous les moyens destinés à assurer l'immobilité la plus complète du malade. C'est ainsi qu'on devra suspendre les bains froids pour les remplacer par de simples enveloppements dans du drap humide. D'autre part, afin de laisser l'intestin au repos, on substituera la diète hydrique, pendant deux ou trois jours, à l'usage du lait et on prescrira, au besoin, quatre ou cinq pilules contenant chacune 0 gr. 01 centigr. d'extrait thébaïque. Si, au bout de cinq ou six jours, le sang n'a pas reparu dans les selles, on sera autorisé à reprendre le traitement habituel de la dothiénentérie, y compris les bains froids.

L'auteur a toujours réussi à arrêter les entérorrhagies de la fièvre typhoïde par l'emploi des lavements chauds au chlorure de calcium, qui, outre leur action hémostatique, présentent encore l'avantage de débarrasser l'intestin du sang extravasé, supprimant de la sorte une cause nouvelle d'intoxication et fièvre. (*L'Union Pharmaceutique.*)

Colique intestinale (1). — Le nom de colique, d'après l'étymologie, devrait être réservé aux maladies ou aux douleurs de l'intestin colon, mais par extension on désigne par ce mot une douleur de ventre bien spéciale. C'est une souffrance contrictive ou déchirante avec exacerbation et rayonnement; elle s'accompagne aussi le plus souvent d'une sensation très pressante d'expulsion soit de gaz, soit de matières. Un soulagement constant suit ces évacuations. La colique résulte de la contraction des muscles lisses de l'intestin, aussi s'établit-elle par degrés et est-elle lente à s'évanouir, même après la disparition de la cause. Le « *ablata causâ tollitur effectus* » est ici en défaut. C'est aux alentours du nombril que la douleur est le plus accentuée, mais de là elle s'irradie aux flancs et à l'estomac.

Je mets en garde, contre un fait étiologique assez souvent méconnu et plus fréquent qu'on ne croirait, celui des éventrations peu

(1) La *Poudre laxative de Vichy* du Dr Léonce Souligoux rend de grands services en ce cas.

apparentes et parfois ignorées. Un de mes amis en est atteint et guérit immédiatement comme par enchantement, sa colique, en repoussant, avec la main dans l'abdomen, probablement une partie engagée de son épiploon, Ce dernier tiraille sur l'estomac et sur l'intestin, d'où douleur simulant une colique vive.

Les indigestions, les gastrites, les empoisonnements s'accompagnent aussi de coliques sans oublier la constipation (dont le meilleur remède est les *pilules Melville*).

Traitement. — Selon la cause : glace sur l'abdomen ou applications chaudes, des serviettes à la campagne ou une brique ou un fer à repasser suffisent pour cela.

Deux grammes d'antipyrine en lavement calment presque immédiatement.

POTION ANTISPASMODIQUE POUR ENFANTS

Bromure de potassium	2	grammes.
— d'ammonium	2	—
— de sodium	4	—
Eau bouillie	60	—
Sirop de chloral	60	—

Matin et soir dans un verre de lait.

Une cuillerée à dessert 1re et 2e année.
— — café 2e année.

(Dujardin-Beaumetz).

ADULTES FEMMES

Teinture de belladone	5	grammes.
Elixir parégorique	12	—

Quinze gouttes par jour en trois prises dans un peu d'eau sucrée.

ADULTES HOMMES

Sirop de chloral	40	grammes.
Sirop de belladone	40	—
Sirop de laurier cerise	40	—

La Bonne.

par cuillerées à soupe dans les accès.

Monin dans les coliques venteuses, donne trois fois par jour, dans une tasse d'infusion de carvi (on peut prendre aussi l'anis ou de la badiane).

Teinture de badiane.....	ââ 10 grammes.
— de vanille......	
— de Baumé......	
— d'opium........	

Enfin, je terminerai en conseillant de ceindre le ventre de flanelle, de ne jamais faire excès de boisson, de préférer les eaux minérales, surtout celles de *Vichy-Etat*, dont les sources sont absolument pures au griffon et embouteillées avec stérilisation, ou mieux encore de l'eau bouillie et fouettée ensuite pour l'aérer, à tout autre liquide, de craindre l'action du tabac qui irrite et déprime le système nerveux et peut même paralyser les fibres lisses, de redouter les salades ou les légumes, les fraises arrosées le plus souvent de nos jours avec des engrais innommables et de traiter toute diarrhée qui commence par l'absorption de trente grammes de sulfate de soude.

FIN

Châteauroux. — Imp. P. Langlois et Cie.

www.ingramcontent.com/pod-product-compliance
Ingram Content Group UK Ltd.
Pitfield, Milton Keynes, MK11 3LW, UK
UKHW022137260726
13993UKWH00003B/1498

9 782019 997595